中國書店藏版古籍叢刊

醫壘元戎

元·王好古 撰　明·王肯堂 輯

中國書店

出版說明

《古今醫統正脉全書》，明王肯堂匯輯。

王肯堂（一五四九—一六一三），字宇泰，號損庵，自號念西居士，江蘇金壇人。早年攻讀文史，精通醫學，曾任福建參政等職。晚年隱居家鄉，廣泛搜集歷代醫學文獻，匯輯成《古今醫統正脉全書》。

《古今醫統正脉全書》，又稱《醫統正脉全書》，包括《黄帝素問靈樞經》《針灸甲乙經》《中藏經》等四十四種中醫典籍。該叢書爲醫學史上匯刻較早的醫學叢書，保存了不少珍貴的古代醫學文獻。各個醫書的版本，王肯堂多據宋元版醫書考證，受到了後世醫者、校刊者的重視。《古今醫統正脉全書》自成書後，于明萬曆二十九年（一六〇一）由新安吴勉學最早刊刻，清代時江陰朱文震再次鏤版刷印，至民國十二年（一九二三），北平中醫學社根據朱文震刻版修補版片，刷印發行。

鑒于其中中醫文獻的珍貴價值，此次中國書店據清江陰朱文震刻版（經民國北平中醫學社修補版片）擇取部分醫書刷印。由于年代久遠，原版偶有殘損，刷印時特參照原書對殘損之頁進行了必要補配，以保持完整。該書的出版，不僅有利于中醫理論研究、中醫古籍文獻整理，也爲保存、傳播我國中醫藥文化作出了積極貢獻。

中國書店出版社
癸巳年夏月

醫壘元戎

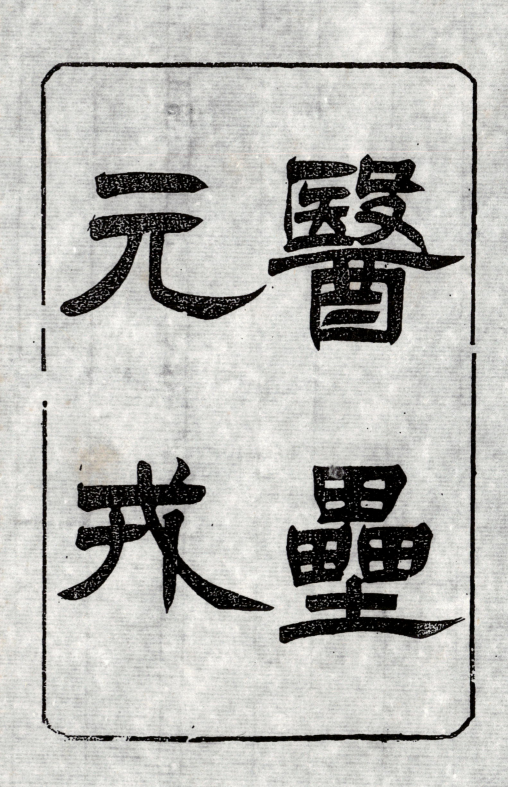

醫壘元戎

江陰朱氏校刊本

元　趙州王好古著

傷寒不可汗不可下不可吐諸證

大發春宜吐夏宜汗秋宜下凡用藥汗及吐下湯劑皆中病即止

若少陽病脉微不可發汗亡陽故也宜附子湯

若陽巳虛尺中弱濇者復不可下之宜小柴胡湯

若動氣在左在右在上在下並不可發汗宜柴胡桂枝湯　若少陰病脉細沈數病在裏不可發汗宜當

歸四逆湯　若少陽病不可發汗宜小柴胡湯　若咽中閉塞咽喉乾燥亡血衂家淋家瘡家不可發汗巳上六證並宜小柴胡湯　若下利清穀不可發汗宜理中湯四逆湯之類　若四逆厥及虛家皆不可吐厥者宜當歸四逆湯　虛宜附子湯　有熱人宜黃耆人參建中湯　若少陰膈上寒乾嘔不可吐宜小半夏加橘皮湯溫中丸　若咽中有動氣不可下咽中閉塞不可下宜烏扇湯　若外實者不可下諸四逆厥者不可下虛家亦然厥宜當歸四逆湯　虛

耆宜附子湯　有熱宜黃耆人參建中湯　本虛攻其熱必噦宜小柴胡湯　若脈浮而緊法當身疼痛宜以汗解假令尺中遲者不可發汗榮氣不足血少故也宜小柴胡湯　若脈濡而緊濡則衛氣弱緊則榮中寒陽微衛中風發熱而惡寒榮緊衛氣冷微嘔心內煩此不可汗宜小柴胡湯　若濡而弱不可發汗宜小柴胡湯　若浮而大浮爲氣實大爲血虛小便當赤而難胞中當虛今反小便利而大汗出法應衛家微可與小建中湯　若反更實津液四射榮竭

血盡乾煩而不得眠此不可下宜與小柴胡湯　若脈浮大應發汗宜柴胡桂枝湯　若脈浮而緊者不可下而反下之爲大逆宜桂枝麻黃各半湯　若脈數不可下宜柴胡桂枝湯　若下之必煩利不止宜葛根黃芩黃連湯　若脈濇弱浮數不可下宜小柴胡湯　若濡弱微濇微則陽氣不足中風汗出而反躁煩濇則無血厥而且寒不可下宜桂枝甘草牡蠣龍骨湯　若結胷脈浮大不可下下之即死宜小陷胷湯　若陽病多者熱下之則硬宜小柴胡湯　若

太陽發汗不徹轉屬陽明徵汗出不惡寒若太陽證不罷不可下之下之爲逆宜桂枝麻黃湯　若太陽病有外證未解不可下下之爲逆宜桂枝麻黃湯

若病發於陽而反下之熱入因作結胷病發於陰而反下之因作痞　結胷則有陷胷湯丸三痞則有瀉心湯五　若太陽與陽明合病喘而胷滿不可下宜麻黃杏子甘草石膏湯　若太陽與少陽合病心下硬頸項强而弦者不可下宜小柴胡湯　若病欲吐者不可下宜小半夏加橘皮湯　太陰腹痛吐食自利腹痛下之必胷下結硬　厥陰病渴氣上衝心心中熱飢不欲食食則吐蚘下之則利不止　若少陰病飲食入口則吐心中溫溫欲吐腹痛能吐始得之手足寒脉弦遲者此胷中寒實不可下也宜温中湯生薑汁半夏湯　若無陽陰强大便硬者下之必清穀腹滿宜用蜜煎導法　若傷寒五六日不結胷腹濡脉虛復厥者不可下此亡血也宜當歸四逆湯下之則死宜四逆加人參湯　若藏結無陽證不往來寒熱其人反靜舌上胎滑者不可攻也謂下也宜用

小柴胡湯　若傷寒嘔多雖有陽明證不可攻之宜
小柴胡湯　若陽明病身面色赤攻之必發熱宜調
胃承氣湯　若色黃者小便不利也宜五苓散　若
陽明病心下硬滿者不可攻之宜生薑瀉心湯　半
夏瀉心湯　攻之利不止者死宜四逆湯
不可汗下吐三法利害非輕前人多列經後大抵醫之
失只在先藥藥之錯則變生若汗下不差則永無亡
陽生黃畜血結胷痞氣及下痢洞泄脇熱痢瘧急勞
等證生矣其如此故錄大禁忌於前使醫者當疾之
初不犯也

太陽證桂枝一十四方麻黃五方在後保命集內

傷寒六經所感形證合用汗下吐和解等湯丸仲景活
人雲岐子保命集載之詳者此不復重錄數書中所
無者并諸方對證加減今載于後

金匱黃耆建中湯　治虛勞裏急諸不足宜此方主之

黃耆　桂枝　生薑切各三兩　芍藥六兩
炙甘草二兩　膠飴一升　大棗十二個擘

右七味㕮咀以水七升先煮六味取三升去滓內膠

飴令消溫服一升日三若嘔者加生薑　若腹滿者
去棗加茯苓四兩　若肺虛損不足痞氣加半夏五
兩

易簡建中加減法

若婦人血疼男子心腹疞痛并四肢拘急疼痛甚者加
遠志半兩　若或吐或瀉狀如霍亂及冒涉濕寒賊
風入腹拘急切痛加附子七錢半　若疝氣發作當
於附子建中湯煎時加蜜一匙頭許　若男子婦人
諸虛不足小腹急痛脇肋䐜脹　下虛滿胷中煩悸
面色痿黃脣口乾燥少力身重短氣腰背強痛骨肉
酸疼行動喘乏不能飲食或因勞傷過度或因病後
不復加黃耆一兩半　若婦人一切血氣虛損及産
後勞傷虛羸不足腹中疞痛吸吸少氣小腹拘急痛
引腰背時自汗出不思飲食加當歸一兩名當歸建
中湯産後半月每日三服令人精壯

大建中湯　治內虛裏急少氣手足厥逆少腹攣急或
腹滿弦急不能食起卽微汗出陰縮或腹中寒痛不
堪勞苦脣口舌乾精自出或手足作寒作熱而煩苦

酸痛不能當立此補中益氣

桂心三錢 芍藥 黃耆各二錢 甘草炙

當歸 人參各一錢 生薑半兩 附子五分

半夏二錢半 棗二枚

右㕮咀水五盞煎至三盞去滓分三服

易簡杏子湯 治欬嗽不問外感風寒內傷生冷及虛勞咯血痰飲停積悉皆治療

人參 半夏 茯苓 細辛減半

乾薑減半 甘草炙 官桂減半 芍藥

五味子

右㕮咀每服四錢水一盞半杏仁去皮尖剉五枚薑五片煎至六分去滓服

若感冒得之加麻黃等分 若脾胃素實者用粟殼去筋膜碎剉以醋淹炒等分加之每服加烏梅一枚煎服其效尤驗嘔逆惡心者不可用此 若久年欬嗽氣虛喘急去杏仁人參倍加麻黃添芍藥如麻黃之數乾薑五味子各增一半名小青龍湯

大補十全散

參耆朮茯草　芍地桂歸川　三五錢秤用
生薑棗水煎　婦人虛弱用　名美號十全

治男子婦人諸虛不足五勞七傷不進飲食久病虛損時發潮熱氣攻骨脊拘急疼痛夜夢遺精面色痿黃脚膝無力喘欬中滿脾腎氣弱五心煩悶並皆治之

肉桂　芍藥　甘草　黃耆
當歸　川芎　人參　白朮
茯苓　熟地黃各等分

右爲麄末每服二大錢水一盞生薑三片棗二枚煎至七分不拘時候溫服桂芍藥甘草小建中湯也黃耆與此三物卽黃耆建中湯也人參茯苓白朮甘草四君子湯也川芎芍藥當歸四物湯也以其氣血俱衰陰陽竝弱天得地之成數故名曰十全散

易簡胃風湯　治大人小兒冷風乘虛入客腸胃水穀不化泄瀉注下及腸胃濕毒下如荳汁或下瘀血日夜無度

人參　茯苓　川芎　官桂

當歸　芍藥　白术各等分

右㕮咀每服二錢水一大盞粟米百餘粒同煎七分去滓稍熱服空心小兒量力減之

若加熟地黃黃耆甘草等分足爲十味名十補湯

若虛勞嗽加五味子　若有痰加半夏　若發熱加柴胡　若有汗加牡蠣　若虛寒加附子　若寒甚加乾薑皆依本方等分　若骨蒸發熱飲食自若者用十補湯加柴胡二兩服之　若氣短加人參　若小便不利加茯苓　若脈弦濇加川芎　若惡寒加

官桂　若脈濇加當歸　若腹痛加白芍藥　若胃熱濕盛加白术　若血瘀色紫者陳血也加熟地黃　若血鮮色紅者新血也加生地黃　若寒熱者加柴胡　若肌熱者加地骨皮　若脈洪實痛甚者加酒浸大黃

潔古云防風爲上使　黃連爲中使　地榆爲下使

千里漿一名水葫蘆

木瓜　紫蘇葉　官桂各半兩　烏梅肉

赤茯苓各兩

右爲細末煉蜜爲丸如彈子大噙化一丸嚥津

又方

百藥煎　烏梅肉　紫蘇葉　人參

甘草　麥門冬

右各等分爲細末煉蜜丸噙化

荔芰湯

烏梅肉　甘草各二兩　百藥煎一兩　白芷半兩

白檀三錢

右爲細末湯點

蜜酒

好蜜二斤　水一碗　細麯一斤半　好乾酵三兩

右先熬蜜水去花沫令絶冷下麯酵每日三攪三日熟

陽明證葛根湯三方升麻湯大小青龍等湯在後保命集內承氣湯三方亦佳

易老門冬飲子　治老弱虚人大渴

人參　枸杞　白茯苓　甘草各三錢

五味子　麥門冬去心各半兩

右爲麄末生薑水煎

麥門冬湯治勞復欲死人氣欲絶者用之有效

麥門冬一兩　甘草二兩炙　粳米半合

右門冬去心爲細末水二盞煎粳米令熟去米約湯一小盞半入藥五錢棗二枚去核新竹葉十五片同煎至一大盞去滓大温服不能服者綿滴口中後人治小兒不能灌注者宜用此綿滴法此方不用石膏以其三焦無大熱也兼自欲死之人陽氣將絶者故不用石膏若加人參大妙

海藏五飲湯一留飲心下二澼飲脇下三痰飲胃中四溢飲膈上五流飲腸間凡此五飲酒後傷寒飲冷過多故有此疾

旋覆花　人參　陳皮　枳實

白朮　茯苓　厚樸　半夏

澤瀉　猪苓　前胡　桂心

芍藥　甘草

右等分剉每兩分四服水二盞生薑十片同煎至七分取清温飲無時忌食肉生冷滋味等物因酒有飲加葛根花縮砂仁

海藏已寒丸此丸不僣上陽生於下

治陰證服四逆輩胷中發燥而渴者數日大便秘小便澀赤服此丸上不躁大小便自利

肉桂　茯苓各半兩　良薑　烏頭炮各七錢

附子炮　乾薑炮　芍藥　茴香炒各一兩

右等分爲細末糊爲丸桐子大温酒下空腹食前五七十丸八九十丸亦得酒醋爲糊俱可

婦人血風證因大脫血崩漏或前後血因而枯燥其熱不除循衣撮空摸牀閉目不省擲手揚視搖動不寧

錯語失神脈弦浮而虛内燥熱之極也氣麄鼻乾而不潤上下通燥此爲難治宜

生地黄黄連湯主之

川芎　生地黄　當歸各七錢　赤芍藥

梔子　黄連　黄芩各三錢　防風一兩

右爲麄末每服三錢水二盞煎至七分取清飲無時徐徐與之　若脈實者加大黄下之

大承氣湯氣藥也自外而之内者用之　生地黄黄連湯血藥也自内而之外者用之氣血合病循衣撮

空證同　自氣而之血血而復之氣大承氣湯下之
自血而之氣氣而復之血地黃黃連湯主之也二者俱不大便

增損理中丸王朝奉云大小陷胸湯丸不愈者宜與之

人參　白术　括蔞　牡蠣各二兩
甘草炒三兩　乾薑炮一兩半　枳實炮二十四箇　黃芩去枯一兩

右爲細末煉蜜爲丸如彈子大湯一盞煎服不歇復與之不過五六胸中豁然矣用藥神速未嘗見也渴者加括蔞根　汗者加牡蠣

少陽證大小柴胡湯加減在前附子柴胡五方在後保命集內

易簡參蘇飲　治感冒發熱頭痛與因痰飲凝積發而爲熱並宜服之若感冒發熱亦如服養胃湯法連進數服微汗即愈大治中脘痞悶嘔逆惡心開胃進食小兒室女尤宜服之

前胡　人參　紫蘇　乾葛
半夏　茯苓加三分　枳殼　陳皮
甘草　桔梗　木香各半兩

右㕮咀每服四錢水一盞半生薑七片棗一枚煎至

六分去滓不以時候素有痰飲者候退熱以二陳湯或六君子湯間服若男子婦人虛勞發熱或吐衄下血過多致虛熱者用此藥三兩加四物湯二兩合和名茯苓補心湯

活人治婦人傷寒姙娠服藥例

若發熱惡寒者不離桂枝芍藥　若往來寒熱者不離柴胡前胡　若大渴者不離知母石膏五味子麥門冬　若大便泄者不離桂附白朮乾薑　若大便燥結者不離大黃黃芩　若經水適來適去斷者不離小柴胡　若安胎者不離人參阿膠白朮黃芩　若發汗者不離葱豉生薑麻黃旋覆　若頭痛者不離前胡石膏梔子　若傷暑頭痛者不離柴胡石膏甘草　若滿悶者不離枳實陳皮　若胎氣不安者不離黃芩麥門冬人參　若斑發黑者不離黃芩梔子升麻

萬病紫菀丸　療臍腹久患痃癖如碗大及諸黃病每地氣起時上氣衝心遶臍絞痛一切蟲咬十種水病十種蠱病反胃吐食嘔逆惡心飲食不消天行時病

婦人多年月露不通或腹如懷孕多血天陰即發又
治十二種風頑痺不知年歲晝夜不安夢與鬼交頭
白多屑或哭或笑如鬼魅所着腹中生瘡腹痛服之
皆效

紫苑（去苗土）　吳茱萸（湯洗七次焙乾）　菖蒲
柴胡（去鬚）　厚樸（薑製一兩）　桔梗（去蘆）　茯苓（去皮）
皂莢（去皮子等炙）　桂枝　乾薑（炮）　黃連（去鬚八錢）
蜀椒（去目及閉口微炒去汗）　巴荳（去皮膜出油研）　人參（去蘆各半
兩）　川烏（去皮及臍三錢）　加羌活　獨活
防風（各半兩）

右為細末入巴荳勻煉蜜為丸如桐子大每服三丸漸加至五七丸生薑湯送下食後臨蓐初有孕者不宜服具引于後

痔漏腸風酒下　赤白痢訶子湯下　膿血痢米飲湯下　墮傷血悶四肢不收酒下　蛔蟲咬心檳榔湯下　氣噎憂噎荷葉湯下　打撲傷損酒下　中毒蒂灰甘草湯下　一切風升麻湯下　寸白蟲檳榔湯下　霍亂乾薑湯下　欬嗽杏仁湯下　腰腎

痛荳淋湯下　陰毒傷寒溫酒下　吐逆生薑湯下
食飲氣塊麩湯下　時氣井花水下　脾風陳皮
湯下　頭痛水下　心痛溫酒下　大小便不通燈
草湯下　因物所傷以本物湯下　吐水栽湯下
氣病乾薑湯下　小兒天風弔搐防風湯下防巳亦
可　小兒疳痢蔥白湯下　小兒乳食傷白湯下
月信不通煎紅花酒下　婦人腹痛川芎湯下　懷
孕半年後胎漏艾湯下　有子氣衝心酒下　產暈
痛溫酒下　血氣痛當歸酒下　產後心腹脹滿荳

淋湯下　難產益志湯下　產後血痢當歸湯下
赤白帶下酒煎艾湯下　解內外傷寒粥飲下　室
女血氣不通酒下　子死菜子湯下　又治小兒驚
癇大人癲狂一切風及無孕婦人身上頑麻狀如蟲
行四肢俱腫呻吟等疾

太陰證　陷胸三方瀉心五方在後保命集內

理中湯加減例

若為寒氣濕氣所中者加附子一兩名附子理中湯

若霍亂吐瀉者加橘紅青橘各一兩名治中湯

若乾霍亂心腹作痛先以鹽湯少許頓服候吐出令透即進此藥　若嘔吐者於治中湯內加丁香半夏一兩每服生薑十片同煎　若泄瀉者加橘紅茯苓各一兩名補中湯　若溏泄不已者於補中湯內加附子一兩不喜飲水穀不化者再加縮砂仁一兩共成八味　若霍亂吐下心腹作痛手足逆冷於本方中去白朮加熟附名四順湯　若傷寒結胸先以桔梗枳殼等分煎服不愈者及諸吐利後胸痞欲絕心膈高起急痛手不可近者加枳實茯苓各一兩名枳

實理中湯　若渴者再於枳實理中湯內加栝蔞根一兩　若霍亂後轉筋者理中湯內加火煅石膏一兩　若臍上築者腎氣動也去朮加官桂一兩半腎惡燥故去朮恐作奔豚故加官桂　若悸多者加茯苓一兩　若渴欲飲水者添加朮半兩　若苦寒者添加乾薑半兩　若腹滿者去白朮加附子一兩　若飲酒過多及啖炙煿熱食發為鼻衄加川芎一兩　若傷胃吐血以此藥能理中脘分利陰陽安定血脈只用本方　若中附子毒者亦用本方或止用甘

草乾薑等分煎服仍以烏荳煎湯解之

平胃散加減例

若瀉脾濕加茯苓丁香白术爲調胃散一法加藿香半夏　若加乾薑爲厚樸湯　若温疫時氣二毒傷寒頭痛壯熱加連鬚葱白五寸荳豉三十粒煎三二服微汗出愈　若五勞七傷脚手心熱煩躁不安百節酸疼加柴胡　若痰嗽瘧疾加薑製半夏　若本藏氣痛加茴香　若水氣衝滿加桑白皮　若婦人赤白帶下加黄耆　若酒傷加丁香　若飲冷傷食

加高良姜　若滑脫泄瀉加肉荳蔲　若風痰四肢沉困加荆芥　若腿膝冷痛加牛膝　若渾身虛壅拘急加地皮骨　若腿膝濕痺加兔絲子　若白痢加吳茱萸　若赤痢加黄連　若頭風加藁本　若轉筋霍亂加楠木皮　若七邪六極耳鳴夢洩盜汗四肢沉重腿膝酸痿婦人宮藏久冷月脈不調者加肉桂　若胃寒嘔吐多加生薑　一法加茯苓丁香各三兩共成六味　若氣不舒快中脘痞塞加縮砂仁香附子各三兩生薑煎服　若與五苓散相半爲

對金飲子　若與六一散相合爲黃白散　若與錢
氏異功散相合爲調胃散　若欲進食加神麴麥芽
呉茱萸蜀椒乾薑桂爲呉茱萸湯　若加藁本桔梗
爲和解散治傷寒吐利　若加霍香半夏爲不換金
正氣散　若瘧疾寒熱者加柴胡　若小腸氣痛者
加苦楝茴香

少陰證眞武四逆等湯在活人姜附方七道在保命集內

八物定志丸補益心神安定魂魄治痰去胷中邪熱理
肺腎

人參二兩半　菖蒲　遠志去心　茯神去心
茯苓去皮各一兩　硃砂一錢　白朮　麥門冬去心
各半兩　牛黃二錢另細研

右爲細末煉蜜丸桐子大米飲湯下三十丸無時
若髓竭不足加生地黃　當歸
若肺氣不足加天門冬　麥門冬　五味子
若心氣不足加上黨參　茯神　菖蒲
若脾氣不足加白朮　白芍藥　益志
若肝氣不足加天麻　川芎

若腎氣不足加熟地黃　遠志　牡丹皮
若膽氣不足加細辛　酸棗仁　地榆
若神昏不足加硃砂　預知子　茯神

仲景八味丸

熟地黃補腎水眞血　肉桂補腎水眞火

牡丹皮補神志不足　附子能行諸經而不止兼益火　白茯苓能伐腎邪濕滯　澤瀉去胞中留垢及遺溺　山茱萸治精滑不禁　乾山藥能治皮毛中燥酸澀

右八味皆君主之藥　若不依易老加減服之終不得效若加五味子爲腎氣丸述類象形之劑也益火之源以消陰翳壯水之主以制陽光錢氏地黃丸減桂附

潔古老人天麻丸　治證見活法機要

天麻六兩酒浸三日焙乾秤　除風痺
牛膝六兩酒浸三日焙乾秤　强筋
玄參六兩　樞機管領
萆薢六兩另爲末　壯骨

杜仲七兩剉炒去絲　使筋骨相着

當歸十兩全用　和養血

羌活十兩或十五兩　去骨節間風

生地黃一斤　益眞血

附子一兩炮　行諸經不止

獨活五兩　去腎間風邪

右爲細末煉蜜爲丸如桐子大每服五七十丸病大至百丸空心食前溫酒白湯下服藥忌壅塞宜於通利故服半月稍覺壅塞微以七宣丸輕踈之使藥再爲用也

大效牡丹皮散　治血藏虛風及頭目不利不思飲食手足煩熱肢節拘急疼痛胷膈不利大腸不調陰陽相干心驚忪悸或時旋運

牡丹皮　川芎　枳殼麩炒各一兩　陳皮炙

玄胡　甘草　羌活　半夏湯洗

三稜炮　乾薑炮　肉桂各半兩　木香

訶子肉　白朮炒各三分　芍藥三錢　當歸一兩半

右爲細末每服二錢水一盞半煎五七沸食前溫服

益血海退血風勞攻注消寒痰實脾胃理血氣攻刺
及氣虛惡寒潮熱證至妙

海藏大五補丸同三才丸例

天門冬　麥門冬　菖蒲　茯神
人參　益智　枸杞　地骨皮
遠志　熟地黃

右爲末煉蜜爲丸如桐子大空心酒下三十丸本方
數服以七宣丸泄之

瀉心丸治熱

黃蘗生二兩　天門冬一兩　黃連半兩　龍腦一錢
麥門冬去心一兩

右爲細末煉蜜丸桐子大每服十丸臨卧門冬酒下
薄荷湯亦得

火府丹丙丁俱瀉

黃芩一　黃連一　生地黃二　木通三

右爲細末煉蜜丸桐子大每服二三十丸溫水下臨
卧

海藏調胃白术澤瀉散　治痰病化爲水氣傳變水鼓

不能食

白朮　澤瀉　芍藥　陳皮

茯苓　生薑　木香　檳榔

右為末一法加白朮本藥各半治腹臍上腫如神

若心下痞者加枳實　若下盛者加牽牛

四物湯益榮衛滋氣血月水不調臍腹疞痛等證並見

厥陰證當歸四逆并加吳茱萸等湯是陰證畧例

局方

熟地黃補血如臍下痛非此不能除乃通於腎經之藥也

川芎治風泄肝木也如血虛頭痛非此不能除乃通肝經之藥也

芍藥和血理脾如腹中虛痛非此不能除乃通脾經之藥也

當歸和血如血刺痛非此不能除刺如刀刺乃通腎經之藥也

右為麤末水煎　加減於後

若加地骨皮牡丹皮治婦人骨蒸

若妊娠胎動不安下血不止者加艾十葉阿膠一片

又加蔥白黃耆

若血藏虛冷崩中去血過多亦加膠艾

若婦人嘗服春倍川芎　脈弦頭痛　夏倍芍藥

脉洪飱泄　秋倍地黄　脉沉濇血虚　冬倍當歸
脉沉寒而不食
若春則防風四物加防風倍川芎
若夏則黄芩四物加黄芩倍芍藥
若秋則門冬四物加天門冬倍地黄
若冬則桂枝四物加桂枝倍當歸
若血虚而腹痛微汗而惡風四物湯加茂桂謂之腹
痛六合湯
若風眩運加秦艽羌活謂之風六合
若氣虚弱起則無力眶然而倒加厚樸陳皮謂之氣
六合湯
若發熱而煩不能睡卧者加黄連梔子謂之熱六合
若虚寒脉微自汗氣難布息清便自調加乾薑附子
謂之寒六合湯
若中濕身沉重無力身凉微汗加白朮茯苓謂之濕
六合湯
若產後虚勞日久而脉浮疾宜
柴胡四物湯

川芎　熟地黃　當歸　芍藥各一兩半
加柴胡八錢　人參　黃芩　甘草
半夏麴各三錢　水煎服
若婦人筋骨肢節痛及頭痛脈弦增寒如瘧宜治風
六合湯
四物湯四兩　防風　羌活各一兩
若血氣上衝心腹肋下滿悶宜治氣六合
四物湯四兩　木香　檳榔各一兩
若臍下虛冷腹痛及腰脊間悶痛宜玄胡六合小腹

痛者同
四物湯四兩　玄胡　苦楝各一兩碎炒焦
若氣充經脈故月事頻併臍下多痛宜芍藥六合湯
四物湯四兩　芍藥一兩
若經事欲行臍腹絞痛臨經痛者血澁也宜
八物湯
四物湯四兩　玄胡　苦楝碎炒焦　檳榔
木香各一兩
若經水過多別無餘證宜黃芩六合湯

四物湯四兩　黃芩　白朮各一兩

若經水濇少宜四物內加葵花煎又加紅花血見愁

若虛勞氣弱欬嗽喘滿宜厚樸六合湯

四物湯四兩　厚樸姜製一兩　枳實麸炒半兩

若經水暴下加黃芩一兩　若腹痛者加黃連如夏月不去黃芩　若經水如黑荳汁者加黃芩黃連各一兩　若經水少而色和者四物湯加熟地黃當歸各一兩　若經水適來適斷或有往來寒熱者先服小柴胡湯以去其寒熱後以四物湯和之　若婦人血積者四物湯內加

廣茂　京三稜　桂枝　乾漆各一兩

若婦人傷寒汗下後飲食減少血虛者宜

八物湯

四物湯四兩　黃耆　甘草　茯苓

白朮各一兩

若姙娠傷寒中風表虛自汗頭痛項强身熱惡寒脈浮而弱太陽經病宜表虛六合湯

四物湯四兩　桂枝　地骨皮各七錢

若姙娠傷寒頭痛身熱無汗脈浮緊太陽經病宜表實六合湯

四物湯四兩　麻黃　細辛各半兩

若姙娠傷寒中風濕之氣肢節煩疼脈浮而熱頭痛宜風濕六合湯太陽標病也

四物湯四兩　防風　蒼术製各七錢

若姙娠傷寒下後過經不愈溫毒發斑如錦文宜升麻六合湯

四物湯四兩　升麻　連翹各七錢

若姙娠傷寒胷脇滿痛而脈弦少陽也宜柴胡六合湯

四物湯四兩　柴胡　黃芩各七錢

若姙娠傷寒大便硬小便赤氣滿而脈沉數陽明太陽本病也急下之宜大黃六合湯

四物湯四兩　大黃半兩　桃仁十箇去皮尖麸炒

若姙娠傷寒汗下後欬嗽不止者宜人參六合湯

四物湯四兩　人參　五味子各五錢

若姙娠傷寒汗下後虛痞脹滿者陽明本虛也宜厚

樸六合湯

四物湯四兩　厚樸　枳實麩炒各半兩

若姙娠傷寒汗下後不得眠者宜梔子六合湯

四物湯四兩　梔子　黄芩各半兩

若姙娠傷寒身熱大渴蒸蒸而煩脈長而大者宜石膏六合湯

四物湯四兩　石膏　知母各半兩

若姙娠傷寒小便不利太陽本病宜茯苓六合湯

四物湯四兩　茯苓　澤瀉各半兩

若姙娠傷寒太陽本病小便赤如血狀者宜琥珀六合湯

四物湯四兩　琥珀　茯苓各半兩

若姙娠傷寒汗下後血漏不止胎氣損者宜膠艾六合湯

四物湯四兩　阿膠　艾各半兩一方加甘草同上一方加乾薑甘草黄耆

若姙娠傷寒四肢拘急身涼微汗腹中痛脈沉而遲少陰病也宜附子六合湯

四物湯四兩 附子炮去皮臍 肉桂各半兩

若赤白帶下宜香桂六合湯

四物湯四兩 肉桂 香附子各半兩

若姙娠傷寒畜血證不宜墮胎藥下之宜四物大黃湯下

四物湯 生地黃 酒浸大黃

若虛熱病四物與參蘇飲相合名補心湯主之

若四肢腫痛不能舉動四物蒼朮各半湯主之

若治燥結四物與調胃承氣湯各半為玉燭散

若流濕潤燥宜四物理中各半湯

若保胎氣令人有子四物與縮砂四君子湯各半名八珍湯

若熱與血相搏口舌乾渴飲水加

栝蔞 麥門冬

若腹中刺痛惡物不下加

當歸 芍藥

若血崩者加

生地黃 蒲黃 黃芩

若頭昏項强者加

柴胡　黄芩

若因熱生風者加

川芎　柴胡　防風

若藏秘澀者加

大黄　桃仁

若滑濇者加

官桂　附子

若嘔者加

白术　人參　生薑

若大渴者加

知母　石膏

若發寒熱者加

乾生薑　丹皮　芍藥　柴胡

若水停心下微吐逆者加

猪苓　茯苓　防已

若虛寒似傷寒者加

人參　柴胡　防風

若產婦諸證各隨六經以四物與仲景藥各半服之
其效如神
若婦人或因傷酒或因產亡血或虛勞五心煩熱者
宜四物二連湯
四物湯內生用地黃　黃連　胡黃連真者
溫飲清汁
四物與桂枝麻黃白虎柴胡理中四逆茱萸承氣涼
膈等皆可作各半湯此易老用藥大略也
若虛煩不得睡加竹葉　人參

若婦人血虛心腹㽲痛不可忍者去地黃加乾薑名
四神湯
若諸痛有濕者四物與白朮相半加
天麻　茯苓　川山甲　酒煎
若目赤暴發作雲翳疼痛不可忍宜
四物龍膽湯
四物各半兩　羌活　防風各三錢　草龍膽
防巳各二錢　水煎
海藏云婦人姙娠畜血

婦人妊娠或畜血　　抵當桃仁勿妄施
要教子母俱無損　　大黃四物對服之

海藏當歸丸　治三陰受邪心臍少腹疠痛氣風等證

四物湯各半兩　防風　　獨活　　全蝎各半兩
茴香炒　續斷各一兩　苦練　　玄胡各七錢
木香　　丁香各二錢半

右爲細末酒糊丸桐子大空心温酒下三五十丸大效

苦練丸　治奔豚小腹痛神效

川苦練　　茴香　　附子一兩炮去皮臍

右三味酒二升煮盡爲度焙乾細末之每秤藥末一兩入玄胡半兩全蝎十八箇炒丁香十八箇别爲末和匀酒糊丸桐子大温酒下五十丸空心痛甚加當歸煎服

治喉閉逡巡不救方

皂莢去皮子生半兩爲細末筋頭點少許在痛處更以醋糊調藥末厚塗項上須臾便破血出立差

拯濟換骨丹　海云自汗者不宜服　歌曰

槐皮芎术芷　仙人防首蔓　十味各停匀
苦味香減半　龍麝即少許　朱砂作衣纏
麻黃膏煎丸　大小如指彈

右治半身不遂口眼喎斜手足不仁言語蹇澀或痛入骨髓或痺襲皮膚或中急風涎潮不言精神昏塞行步艱難筋脉拘急左癱右瘓一切風疾並皆治之

槐莢子生　人參　桑白皮　蒼术
川芎　何首烏　蔓荊子　葳蕤仙
防風各二兩　五味子　香附子　苦參各一兩
香白芷二兩　麝香二錢另研

右一十四味爲細末入香令匀又用麻黃十斤去節根用大河水三石三㪷熬至六㪷濾過去滓再熬至二升半入銀石器內熬成膏入前藥末和匀杵三五千下每一兩作十丸硃砂爲衣每服一丸先搗碎酒一盞自晨浸至晚食後臨卧攪匀服之神清無睡是藥之驗須更隔五日服之如中風無汗宜服若體虛自汗服之是重亡津液也若風盛人於密室溫卧取汗

三焦熱用藥大例方在元戎

上焦

清神散　連翹防風湯　涼膈散

龍腦飲子　犀角地黃湯

中焦

小承氣湯　調胃承氣湯　洗心散

四順清涼飲　桃仁承氣湯

下焦

大承氣湯　五苓散　八正散

石膏散　抵當湯丸

氣分熱

柴胡飲子　清涼飲子

白虎湯

血分熱

桃仁承氣湯

通治大熱

三黃丸

黃連解毒湯

三焦寒用藥大例方在衞生

上焦

桂附丸　鐵刷湯　胡椒理中丸

中焦

二氣丸　附子理中丸一大建中

下焦

還少丹　八味丸　大真丹

桂枝加附子湯　巴戟丸

氣分寒　桂枝加芍藥　血分寒

人參新加湯　神珠丹

大已寒丸

通治大寒

四逆湯

右此內有寒熱之大略也若外有寒熱者當求別法

發斑諸藥

葛根橘皮湯斑在肌　治傷寒暴發肌中斑爛㾮而心悶但嘔清汁宜此

葛根　橘皮　杏仁　知母

黃芩　麻黃　甘草

右等分剉每用五錢水煎

陽毒升麻湯㾦在面　治傷寒一二日或吐下後變成陽毒腰背痛煩悶不安面赤狂言見鬼下痢脈浮大數咽喉痛下膿血五日可治七日難愈

升麻半兩　犀角　射干　黃芩

人參　甘草各二錢半

右㕮咀水三升煎取半飲一盞刻許再服溫覆手足汗出解否則重作

陽毒玄參升麻湯㾦在身　治汗下吐後毒不散表虛裏實熱發於外甚則煩燥讝語兼治喉痺腫痛

玄參　升麻　甘草各半分

右細剉水煎

陽毒梔子湯少陽陽明合病

治陽毒傷寒壯熱百節疼痛

升麻　梔子仁　黃芩　芍藥

石膏　知母　甘草　杏仁

柴胡

右麄末五錢生薑五片豉百粒水煎

消毒犀角飲子治㾦

牛旁子六兩　荊芥三兩　防風三兩　甘草一兩

右水煎服

陰毒升麻鱉甲湯陰痓　大建中湯尤妙

升麻三兩　當歸　甘草各二兩　蜀椒一兩去汗

鱉甲炙　雄黃半兩研

右爲末每服半兩水煎

蒸病　治者宜隨各經虛實內外淺深用藥加減可也

古今錄驗五蒸湯

甘草二兩炙　茯苓三兩　人參二兩　竹葉二兩

乾地黃　葛根各三兩　知母　黃芩各二兩

石膏五兩碎　粳米二合

右十味㕮咀以水九升煮取二升半分爲三服亦可以先炙小麥水乃煮藥　忌海藻菘菜蕪荑大醋

實熱

黃芩　黃連　黃蘗　大黃

虛熱

氣也　烏梅　秦艽　柴胡

血也　青蒿　鱉甲　蛤蚧

小麥　牡丹皮

肺　鼻乾　烏梅　天門冬　麥門冬

紫菀

皮　舌白唾血石膏　桑白皮

膚　昏昧嗜睡牡丹皮

氣　遍身氣熱喘促鼻乾　人參　黃芩

梔子

大腸　鼻右孔乾痛　大黃　芒硝

脈　唾白涙語脈絡溢脈緩急不調　生地黃

當歸

心　舌乾　黃連　生地黃

血　髮焦　地黃　當歸　桂心

童子小便

小腸　下唇焦赤茯苓　木通　生地黃

脾　唇焦　芍藥　木瓜　苦參

肉　食無味而嘔煩燥不安　芍藥

胃　舌下痛　石膏　粳米　大黃

芒硝　葛根

肝　眼黑　川芎　當歸　前胡

筋　甲焦　川芎　當歸

膽　眼白失色　柴胡　栝蔞

三焦　乍熱乍寒　石膏　竹葉

腎　兩耳焦　生地黃　石膏　知母

寒水石

腦　頭眩悶熱地黃　防風　羌活

髓　髓沸骨中熱　天門冬　當歸

地黃

骨　齒黑腰痛足逆變疳食減　鱉甲

地骨皮　牡丹皮　當歸　生地黃

肉　肢細趺腫府藏俱熱　石膏　黃蘗

胞　小便赤黃　澤瀉　茯苓

生地黃　沉香　滑石

膀胱　左耳焦　澤瀉　茯苓　滑石

凡此諸蒸皆熱病後食肉油膩房酒犯之而成久蒸不餘變成疳病即死矣

葛根散治陽毒身熱如火頭痛躁渴咽喉乾痛

葛根剉七錢半　黃芩　大黃醋炒　甘草

山梔子仁　樸硝各半兩

右爲末水煎

活人敗毒散太陽證　治傷風温疫風温風眩風痰瘟

温

羗活　獨活　前胡　柴胡

枳殼　人參　茯苓　桔梗

甘草　川芎分兩隨病加減

右細末生薑水煎或沸湯點亦可大人小兒皆宜瘴

烟之地温疫時行或人多風痰或處卑濕脚氣此藥

不可闕一方少加薄荷同煎

三陽頭痛

羗活　防風　荆芥　升麻

葛根　白芷　柴胡　川芎

芍藥　細辛　葱白連鬚分兩旋加

若陰證頭痛只用温中藥足矣乃理中薑附之類也

發黃兼諸雜證治法在前難知內附陰黃治法在後陰證畧例附

小便不利煩燥而渴　加茯苓猪苓滑石當歸官桂

煩燥喘嘔不渴　加陳皮白术半夏生薑茯苓

四肢遍身冷者　加附子甘草

茵陳蒿湯加減

肢體逆冷腰上自汗　加附子乾薑甘草

身冷汗不止者　加附子乾薑

前藥未已脉尚伏　加吳茱萸附子乾薑木通當歸

韓氏立名爲茵陳茯苓湯　茵陳橘皮湯

小茵陳湯　茵陳四逆湯　茵陳附子湯

茵陳茱萸湯　大抵只是仲景陰證藥內加茵陳也用者要當識之

掌中金丸　治婦人乾血氣

川山甲炮　甘草　苦丁香　川椒

苦葶藶　白附子　草烏頭　猪牙皂角

各三錢　巴豆一錢全用研

右通爲細末生葱絞汁和丸彈子大每用一丸新綿包定內陰中一日即白二日即赤三日即血神效

龍腦雞蘇丸　上焦熱

除煩解勞去肺熱欬衄心熱驚悸脾胃熱口甘吐血肝膽熱泣出口苦腎熱神志不定上而酒毒鬲熱消渴下而血滯五淋血崩等疾

薄荷一斤　麥門冬去心三兩　甘草一兩半　生乾地黃六兩各為末　黃耆　新蒲黃　阿膠炒　黃連　人參　木通各一兩　柴胡二兩剉同木通沸湯半升浸一日夜絞取汁

右為細末好蜜二斤先煉一二沸然後下生地黃末不住手攪時加木通柴胡汁浸熬成膏勿令火緊焦了然後將前藥末和丸如豌豆大每服二十丸白湯下

虛勞煩熱梔子湯下　肺熱黃芩湯下　心熱悸動恍惚人參湯下　唾咯吐衄四血去心麥門冬湯下　脾胃熱赤芍藥生甘草湯下　肝熱防風湯下　腎熱黃柏湯下　治五淋及婦人漏下車前子湯下　痰嗽者生薑湯下　莖中痛者蒲黃滑石末一錢調下　氣逆者橘皮湯下　室女虛勞寒熱潮作煎柴胡人參湯下　已上並食後臨卧服

黃耆膏子煎丸治證同煎

人參　白朮各一兩半　柴胡　黃芩各一兩

白芷　知母　甘草炙各半兩　鱉甲一箇半手

大者醋炙

右為細末黃耆膏子丸桐子大每服三五十丸百沸湯下空心右用黃耆半斤麄末水二斗熬一斗去滓再熬令不住攪成膏至半斤入白蜜一兩餳一兩再熬令蜜餳熟得膏十兩放令丸藥

地骨皮枳殼散　治骨蒸壯熱肌肉消瘦少力多困夜

多盜汗

地骨皮　秦艽　柴胡　枳殼

知母　當歸　鱉甲醋炙黃

右等分為末水一盞桃柳枝頭各七箇薑三片烏梅一箇每服去滓臨卧服

易簡芎歸湯　治一切去血過多眩暈悶絕傷膽去血產後去血崩中去血拔牙去血金瘡去血不止者舉頭欲倒悉能治之

芎藭　當歸各等分

右㕮咀水煎熱服

若產後眩暈加芍藥　產後腹疼不可忍加官桂酒童便合煎　姙娠子死或不死胎動酒水合煎即下未死者即安　若虛損腹痛少氣頭眩自汗每服加羊肉一兩生薑十片水煎　若臨月服之則縮胎易產　若室女婦人心腹疞痛經脈不調水煎服　若姙娠胎氣不安產後諸疾酒煎服　若難生倒橫子死腹中先用黑荳一大合炒熟水與小便合煎服

若難產用百草霜香白芷等分童子小便好醋各一

合沸湯浸服甚者再服已分娩矣　若腸風藏毒每服加槐花末半錢三日取下血塊即愈　若吐血亦宜服此　若血氣上喘下腫空心煎艾湯調下　若產後惡血注心迷悶喘急腹痛依前用黑荳加生薑自然汁煎服　若產後頭痛加荊芥　若崩中漏下失血不止加香附子炒每兩入甘草一錢沸湯點服

若有白帶者加芍藥半兩乾薑等分米飲調下

三奇六神麯法

白虎白麪一百斤　青龍青蒿自然汁三升

勾陳蒼耳汁二升　騰蛇野蓼子汁四升

玄武杏仁四升去皮尖看麩乾濕用水

朱雀赤小荳三升煮乾去湯研

右一處拌勻稍乾爲妙用大盆罨一宿子伏內至寅日踏極實爲度甲寅戊寅庚寅乃三奇也卧鋪如麴法

千金種子法進火之時當至陰節間而止不爾則過一宮矣予問故師曰深則少陰之分肅殺之方何以生化淺則厥陰之分融和之方故能發生所以受胎之

處在淺而不在深也非月經後皆不可用事惟經後一日男二日女三日男此之外皆不成胎大風大雨大寒大暑陰晦日月蝕皆不可交接所生男女痴聾瘖瘂四體不完矣

搐鼻香　治子宮久冷赤白帶下

牡蠣煆　紫稍花　韶腦　母丁香

黃狗頭骨煆　蛇牀子　破故紙　桂心各等分

右爲細末煉蜜丸如雞頭大臨事用一粒

醫壘元戎終

图书在版编目(CIP)数据

医垒元戎 /（元）王好古撰；（明）王肯堂辑. —北京：
中国书店，2013.6
（中国书店藏版古籍丛刊）
ISBN 978-7-5149-0539-7

Ⅰ.①医… Ⅱ.①王…②王… Ⅲ.①中医学 Ⅳ.①R22

中国版本图书馆CIP数据核字（2012）第245072号

ISBN 978-7-5149-0539-7

中國書店藏版古籍叢刊

醫壘元戎 一函一冊

作者 元・王好古 撰 明・王肯堂 輯
出版發行 中國書店
地址 北京市西城區琉璃廠東街一一五號
郵編 一〇〇〇五〇
印刷 北京華藝齋古籍印務有限責任公司
版次 二〇一三年六月
書號 ISBN 978-7-5149-0539-7
定價 三八〇元